Jean-Robert-Marie **NUYTTEN**

DOCTEUR EN MÉDECINE

# ORGANISATION ET FONCTIONNEMENT

## D'UN

# SERVICE DE VÉNÉRIENS

## A L'ARRIÈRE DU FRONT

PARIS

IMPRIMERIE DE J. DUMOULIN

5, rue des Grands-Augustins, 5

1916

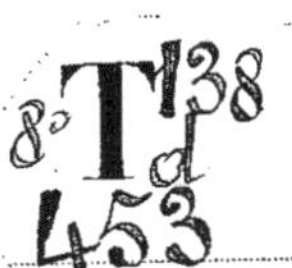

# ORGANISATION ET FONCTIONNEMENT
# D'UN SERVICE DE VÉNÉRIENS

## A L'ARRIÈRE DU FRONT

Jean-Robert-Marie **NUYTTEN**

DOCTEUR EN MÉDECINE

---

# ORGANISATION ET FONCTIONNEMENT

## D'UN

# SERVICE DE VÉNÉRIENS

## A L'ARRIÈRE DU FRONT

---

PARIS

IMPRIMERIE DE J. DUMOULIN

5, rue des Grands-Augustins, 5

1916

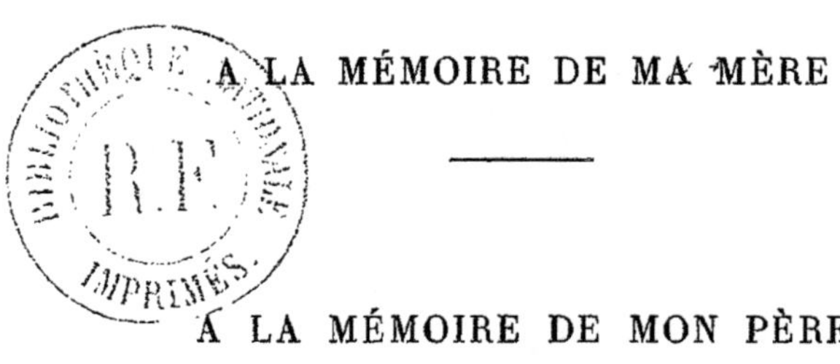

A LA MÉMOIRE DE MA MÈRE

———

A LA MÉMOIRE DE MON PÈRE

———

*MEIS ET AMICIS*

A MES MAITRES DE LA FACULTÉ LIBRE
DE MÉDECINE DE LILLE

———

A MES MAITRES DANS LES HOPITAUX
DE PARIS

———

A Monsieur le Professeur agrégé GOUGEROT

*Hommage de respectueuse gratitude.*

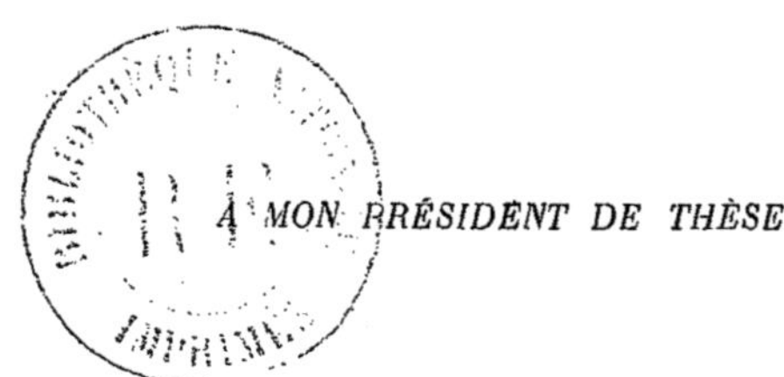

*À MON PRÉSIDENT DE THÈSE*

## Monsieur le Professeur GAUCHER

PROFESSEUR DE CLINIQUE DERMATOLOGIQUE ET SYPHILIGRAPHIQUE

A LA FACULTÉ DE MÉDECINE DE PARIS

MEMBRE DE L'ACADÉMIE DE MÉDECINE

MÉDECIN DE L'HÔPITAL SAINT-LOUIS

OFFICIER DE LA LÉGION D'HONNEUR

# ORGANISATION ET FONCTIONNEMENT
# D'UN SERVICE DE VÉNÉRIENS
## A L'ARRIÈRE DU FRONT



## AVANT-PROPOS

Bien que l'heure tragique où nous vivons ne soit pas celle des longs discours, qu'il nous soit permis, avant d'aborder cette étude avec laquelle prendra fin notre vie universitaire, de jeter un regard vers le passé et de laisser parler notre cœur dans l'accomplissement de nos devoirs de reconnaissance.

Nous nous devons tout particulièrement d'honorer la mémoire de notre père, dont la vie fut pour nous un constant exemple de labeur intègre et dont l'amour paternel n'a pas pu résister aux secousses de la guerre et de l'invasion. Si le sol où il repose est encore foulé par la botte ennemie, notre consolation est dans la certitude qu'il redeviendra bientôt français.

C'est aussi un devoir pour nous de remercier ici les maîtres qui ont dirigé nos études et nous ont éclairé de leurs conseils. A nos maîtres de la Faculté libre

de Lille, qui nous ont inculqué les premiers éléments
de médecine et d'anatomie, à nos maîtres de la
Faculté de Paris, à nos maîtres dans les hôpitaux
nous adressons le témoignage de notre sincère reconnaissance. A M. le professeur agrégé Gougerot, qui
nous a guidé dans l'étude si difficile de la dermatologie, nous gardons une toute particulière gratitude.

M. le professeur Gaucher, après nous avoir admis
dans son service, nous a fait l'honneur d'accepter la
présidence de cette thèse; nous le prions de bien
vouloir agréer l'hommage de nos respectueux remer-
ciements.

Nous nous excusons de nous présenter devant
notre jury avec cette thèse incomplète et hâtive,
réduite au minimum de documentation et sans biblio-
graphie aucune. Les événements actuels en sont la
cause; nécessité fait loi. La déclaration de guerre
nous a surpris au terme de nos études médicales,
alors que nous préparions, dans le service de M. le
professeur Gaucher, à l'hôpital Saint-Louis, un travail
sur *les Rapports du lupus érythémateux avec la syphilis*. Mobilisé dès le début de la campagne, il ne nous
était plus permis de continuer cette étude, possible
seulement dans un milieu hospitalier spécialisé.

Pendant la longue période de stagnation imposée
par la guerre de tranchées, nous avons eu la bonne
fortune d'être cantonné de longs mois au voisinage

d'un centre hospitalier très important. Orienté tout spéclalement par nos études antérieures vers la dermatologie, nous avons trouvé auprès M. le docteur Salamo, médecin-chef du service des maladies cutanées et vénériennes de notre armée, l'accueil le plus cordial et le plus empressé; nous tenons à lui en exprimer ici toute notre gratitude. C'est l'organisation et le fonctionnement de ce serviee, qu'il dirige avec toute la compétence et la maîtrise voulue, que nous nous proposons de décrire dans ce travail.

M. le docteur Carle, qui dirige un service analogue dans une autre armée, a eu l'extrême amabilité de mettre à notre disposition tous les documents qui pouvaient nous intéresser; nous l'en remercions vivement.

Aux armées, juin 1916.

# CONSIDERATIONS GÉNÉRALES

Les armées en campagne ont de tout temps payé un
lourd tribut aux maladies vénériennes. Jamais pourtant
elles n'avaient acquis, semble-t-il, un développement
aussi anormal que dans la guerre actuelle.

Dans une communication récente à l'Académie de
médecine[1], M. le professeur Gaucher, dont la statistique porte sur le nombre de malades reçus à l'hôpital
Villemin et dans ses annexes : Saint-Louis, Voltaire,
Chaptal et Rollin, nous apprenait que les cas de syphilis, aussi bien en France que dans les autres pays belli-
gérants, sont deux fois plus nombreux qu'avant la
guerre. Les autres maladies vénériennes ont suivi la
même marche ascendante.

A quoi devons-nous attribuer le redoublement de
ces affections, qui s'est fait sentir tant dans la population civile que dans la population militaire? Il semble
qu'il faut faire intervenir en premier lieu le trouble
qu'a jeté dans les esprits le bouleversement total, amené
par l'état de guerre, de nos conditions d'existence. Le
danger constant que court l'individu produit un désé-
quilibre nerveux qui le rend plus accessible d'une part

1. Séance du 28 mars 1916.

à l'excitation du plaisir et de l'autre plus indifférent aux conséquences de ses actes. Pas n'est besoin d'être grand psychologue pour comprendre que la perspective de devenir paralytique général ou ataxique ne compte pas pour l'imagination du soldat qui sera demain dans une tranchée de première ligne ou sous les marmites. Ajoutez à cela les gros effectifs mobilisés, les longues abstinences suivies de permissions ou de séjours en cantonnement de repos dans les villes de l'arrière du front, où le soldat trouve de multiples tentations et n'y succombe que trop souvent. Pour ce qui est de l'intérieur, M. le professeur Gaucher signale très justement la solitude des femmes, avec des ressources souvent insuffisantes : « Il résulte de l'interrogatoire que nous avons fait subir aux malades que très souvent la maladie leur a été communiquée par des femmes quelconques, qui n'étaient que des prostituées d'occasion, qui n'étaient pas des prostituées d'avant la guerre... » Si l'on recherche, en effet, l'origine des maladies vénériennes contractées par les soldats, on est effrayé de la proportion de contaminations qui incombent à des femmes mariées, femmes de mobilisés le plus souvent.

Quelles qu'en soient les causes, l'extension rapide des maladies vénériennes posait pour le Service de santé un grave problème : celui du traitement et de la prophylaxie de ces affections, problème unique en grande partie, car la meilleure prophylaxie n'est-elle pas de guérir, ou sinon de blanchir rapidement les individus atteints d'accidents contagieux ? « Le meilleur moyen de lutter contre la diffusion de la syphilis, disait déjà le professeur Fournier, est de traiter ceux qui en sont atteints. » Cette formule du maître de la syphiligraphie est vraie en temps de guerre plus qu'à n'importe quelle autre époque.

Ce problème posé devant le Service de santé se double, pour le Commandement, d'un souci constant, celui de conserver les effectifs disponibles à leur maximum. Ce sont ces deux points de vue qui, à priori, semblent devoir s'opposer l'un à l'autre, qu'il s'agissait de concilier au mieux des intérêts de la Patrie, de la race et de l'individu.

La solution adoptée fut celle qui s'imposait. On créa, à l'arrière du front de combat, des *dépôts de vénériens*, où ce genre de malades peuvent être traités avec tous les perfectionnements de la médecine moderne, ceci dans les délais les plus réduits, de façon à rendre leur indisponibilité la plus courte possible, et dans les conditions les meilleures d'amélioration immédiate avec un minimum de risques de rechute pour l'avenir.

Outre les conditions d'hygiène généralement requises pour les formations hospitalières (locaux vastes, salles bien aérées), ce qui s'imposait avant tout, vu le genre de malades à qui l'on avait affaire, c'était la nécessité d'une discipline des plus rigoureuses. Il était indispensable d'utiliser des locaux pouvant être strictement clôturés et fermés. Il est inadmissible qu'un malade atteint d'accidents syphilitiques contagieux ou de blennorragie puisse circuler librement en ville, où toutes les tentations de coït et de boisson s'offriront nombreuses et bien souvent irrésistibles.

Il n'est pas possible de faire la distinction entre les gens sérieux qui ne demandent qu'à guérir de leur maladie, les insouciants qui ne s'en préoccupent guère et les *truqueurs* qui ne cherchent qu'à en profiter ; il n'est pas possible de traiter chaque variété différemment. Ces malades-là doivent être *bouclés* sans pitié si l'on ne veut pas voir leur affection s'éterniser. Il y aurait d'ailleurs un péril *social* et *militaire* à agir autrement ; ne sont-ils pas vecteurs de maladies graves, et d'autre part, ne risquent-ils pas de contaminer des femmes qui, à leur tour, risqueraient de contaminer de nombreux soldats, qui deviendraient des déchets pour l'armée?

Pour diriger ces formations, il fallait placer à leur tête un médecin spécialisé dans la dermatologie et la vénéréologie, tant pour assurer aux malades les soins les plus compétents, que pour pratiquer un triage sévère et dépister les *simulateurs*. Ce rôle de policier ne convient généralement pas trop au médecin qui n'y est préparé ni par son éducation ni par sa profession. Mais il est indispensable, pour le genre de clients à qui il a parfois affaire, qui ont bien des tours dans leur sac et qui ne se font pas faute de les mettre en pratique. Rien de plus aisé pour eux que de fabriquer de toutes pièces de superbes plaques muqueuses en se brûlant la langue ou les lèvres avec une cigarette allumée ; rien de plus facile que d'entretenir une goutte matinale par une injection urétrale quelconque, ou une pyodermite rebelle par un habile grattage.

A côté de ces simulateurs, il y a les *névropathes*, ceux qui ont toujours une tendance à s'exagérer leur mal, qui ne veulent jamais croire à leur guérison, qui s'hypnotisent sur un suintement sans importance ou de vagues démangeaisons.

Pour toutes ces raisons, il faut qu'il y ait à la tête des services de vénériens des médecins particulièrement avertis, aidés par un personnel instruit et consciencieux.

# FONCTIONNEMENT
## D'UN SERVICE DE VÉNÉRIENS

**Historique.** — Dans notre armée, le service de syphiligraphie et de dermatologie fut, au moment de sa création, rattaché à l'hôpital temporaire 16, à R..., et placé sous la direction de M. le médecin aide-major de $I^{re}$ classe Salamo. Il comprenait au début deux pavillons parmi les vingt environ que comporte cet établissement hospitalier et où sont réparties les diverses autres spécialités : ophtalmologie, oto-rhino-laryngologie, stomatologie, chirurgie, etc. L'un était affecté aux maladies vénériennes, l'autre aux affections cutanées.

Puis, le nombre de vénériens augmentant rapidement, un second pavillon leur fut affecté. Le service fonctionna pendant une année dans ces conditions.

L'augmentation allant toujours croissant, il fallut bientôt rechercher de nouveaux locaux pour s'y installer. D'autres raisons militaient en faveur de ce déplacement. Il était impossible, dans cet hôpital, de tenir enfermés les malades, car il n'y avait aucune espèce de clôture pour les retenir; il aurait fallu des sentinelles à toutes les issues, et, de plus, affecter à ces malades un costume spécial. Nous avons vu, plus haut, les graves inconvénients qui peuvent résulter de cette impossibilité d'une stricte surveillance. Il devenait donc absolument indispensable :

1° D'avoir un hôpital spécial ;

2° De créer un service autonome ;

3° D'obtenir que cet hôpital soit strictement fermé et clôturé ;

4° De ne laisser sortir aucun malade contagieux ;

5° D'imposer à ces malades une stricte discipline ;

6° De pouvoir enfin instituer un traitement dur, rigoureux, rapide, dans les conditions les moins susceptibles de donner envie à cette catégorie de malades de prolonger inutilement leur séjour à l'hôpital.

Pour faire face à ces desiderata, une enquête fut menée par ordre de l'autorité supérieure.

Il en résulta qu'il existait à C..., au quartier B..., un bâtiment inoccupé, complètement indépendant, avec entrée particulière, facilement clôturable aux deux extrémités, gardé par des sentinelles d'un régiment territorial, et de dimensions suffisantes (3oo lits environ) pour admettre non seulement les vénériens, mais encore les malades atteints d'affections cutanées. Quelques petits aménagements seulement, tels que clôture, transformations intérieures, nettoyage et blanchiment à la chaux, étaient nécessaires avant de pouvoir prendre possession des locaux.

Le 15 février 1916, le service des vénériens s'installait dans sa nouvelle demeure.

**Locaux.** — C'est une vaste construction à deux étages,

formée de deux bâtiments rectangulaires réunis entre eux à angle droit.

Au rez-de-chaussée, dans ce qui était autrefois des écuries, ont été aménagées les pièces suivantes :

Le bureau du médecin ;

Le bureau des entrées ;

La pharmacie ;

Une salle de bains ;

Un lavabo (à dix robinets) et des urinoirs ;

La lingerie ;

La cuisine, avec deux fourneaux (se trouve dans la cour sous appentis) ;

Les locaux disciplinaires ;

Le magasin pour linge sale ;

Le bûcher ;

Le magasin d'approvisionnement ;

La boucherie.

Dans la cour, il y a un préau couvert. Dans un coin, on a aménagé des latrines et un urinoir.

Au premier étage, se trouvent quatre grandes salles permettant de loger à peu près 3oo malades :

1 salle pour les affections cutanées (8o lits) ;

1 pour les affections vénériennes non syphilitiques (8o lits) ;

1 pour les affections syphilitiques (6o lits) ;

1 pour dépurger les autres salles (6o lits).

De plus :

2 salles de pansements (1 pour les affections cutanées et 1 pour les affections vénériennes) ;

5 chambres pour sous-officiers malades ;

1 vestiaire.

Les salles sont grandes, bien aérées et blanchies à la chaux.

La literie, très confortable, a été fournie par le dépôt d'éclopés voisin.

**Personnel.** — Le personnel est relativement très restreint, mais son petit nombre est compensé par la bonne volonté de tous. C'est l'ancien personnel de R..., transporté dans ce nouveau service. Vu la délicatesse de certains soins et pansements, il y a un gros intérêt à avoir un personnel stable, sur lequel on puisse compter.

Il comprend :

1 médecin ;

1 sous-officier (faisant fonction d'officier d'administration) ;

1 infirmier-major ;

1 caporal-pharmacien ;

3 infirmiers de visite et 30 infirmiers d'exploitation dont 2 cuisiniers.

Il pourrait être complété utilement, à notre avis, par :

1 médecin adjoint au médecin-chef ;

1 sous-officier chargé plus spécialement de la discipline ;

2 ou 3 autres infirmiers de visite.

**Laboratoire.** — Un laboratoire est indispensable

dans un établissement de ce genre, pour les examens de pus, les réactions de Wassermann, etc. ; il faut qu'il soit, sinon rattaché au service lui-même, tout au moins situé à proximité dans le centre hospitalier. C'est cette dernière solution qui a été adoptée ici. Les examens de laboratoire sont confiés à la compétence de M. le docteur Bourgeois.

**Vestiaire.** — A l'arrivée des malades entrants, leurs effets personnels sont mis en ballot et disposés dans une chambre vestiaire; une fiche est placée sur chaque paquet, de façon à éviter toute erreur.

**Discipline.** — L'hôpital est strictement clôturé; la porte est toujours fermée et ne s'ouvre que sur autorisation du médecin-chef.

Une discipline des plus rigoureuses a été instituée. De nombreux appels et contre-appels sont faits de jour et de nuit, permettant de se rendre compte de la présence des malades, en dehors de la visite et de la contre-visite quotidiennes.

Les simulateurs sont assez facilement dépistés, par des visites et contre-visites fréquentes à des heures inhabituelles, et par la surveillance très étroite de leur pansement. Dans certains cas, on devra se résoudre à les isoler, à leur enlever leurs habits et à les soumettre à un régime très sévère, ce qui suffit généralement à les guérir très vite.

**Hygiène individuelle.** — Une hygiène très stricte

est imposée aux hommes ; elle est indispensable dans une formation de ce genre, où les contagieux abondent. Tous les malades sont tenus à prendre une douche par semaine, à moins de contre-indications ; de plus ils ont la faculté de se baigner sur ordonnance du médecin traitant.

Une surveillance très active est exercée quant au prêt des fourchettes, cuillers, etc.

Dès son entrée, chaque homme reçoit une feuille de prescriptions ainsi conçue :

I. — Tout malade doit avoir son couvert, son assiette et son quart. Il ne doit les prêter à personne.

II. — Il est défendu de porter les mains sur les parties malades sous peine de punition.

III. — Il est défendu de fumer, de chiquer et de cracher par terre.

IV. — Il est défendu de sortir en ville sans autorisation du médecin-chef.

V. — Tout malade est tenu à se laver la bouche soit avec de l'eau, soit avec le gargarisme spécial, deux à six fois par jour.

VI. — Il est défendu de s'étendre dans la journée sur son propre lit et à plus forte raison sur le lit de son voisin.

De plus, pour chaque maladie, une prescription spéciale est remise au malade. Par exemple, pour la syphilis, elle indique le danger auquel le malade expose son entourage, le temps que devra durer le traitement et les indications pour éviter les accidents tertiaires.

**Évacuations.** — Les malades soignés dans le service sortent guéris dans certains cas (blennorragie aiguë, gale, herpès, chancre mou, etc.,) blanchis seulement dans d'autres (manifestations syphilitiques, psoriasis, etc.)

Les évacuations, quand la guérison ou le blanchiment le permettent, se font, selon les cas, sur le front, le dépôt d'éclopés ou l'intérieur ; d'autre fois dans un autre pavillon, si le malade est atteint d'une autre affection.

Tout syphilitique sortant reçoit une fiche, où l'on indique la médication suivie et le traitement à suivre dans l'avenir.

**Résultats.** — L'effectif journalier oscille actuellement entre 250 et 300 malades.

Le chiffre des entrées a subi une progression ascendante depuis la fondation du service. Cette augmentation croissante est due :

1° Avant tout, à la réunion des différents services en un centre unique dans des locaux plus vastes ;

2° A l'arrivée dans l'armée de troupes noires dont on sait la contamination fréquente ;

3° A l'augmentation du nombre des troupes au repos.

Rapidement les nouveaux locaux ont été remplis et se sont même trouvés insuffisants. Pour remédier à cette pléthore et éviter l'encombrement, les mesures suivantes ont été proposées par M. le médecin-chef de service :

1° L'augmentation du nombre des lits ;

2° L'ordre, à donner par le Commandement, de garder dans les régiments, où leur traitement est très possible, les blennorragies simples et la possibilité de renvoyer à leur corps ceux de ces malades qui arrivent dans le service ;

3° La possibilité d'évacuer sur d'autres formations les orchites ;

4° La possibilité d'évacuer sur l'intérieur les vénériens dont le traitement paraîtrait devoir dépasser un mois.

Au point de vue du traitement, il nous semble qu'il est donné aux malades du service le maximum de soins compatibles avec l'état de guerre et la zone des armées. Il serait sans doute possible de faire encore mieux, mais seulement dans une formation de l'intérieur où il y aurait tout le nécessaire et où les malades seraient plus dans la main du médecin traitant.

Il est certain que dans la vie civile, beaucoup de malades sont moins bien soignés que ceux-ci.

QUELQUES CONSIDÉRATIONS
# SUR LES PRINCIPALES MALADIES TRAITÉES
ET LEUR MODE DE TRAITEMENT

**Syphilis.** — Des constatations intéressantes ont pu être faites tant sur la localisation du chancre que sur le mode de contagion et les associations concomitantes.

Il nous a été donné d'observer trois cas de *syphilis imméritée* avec chancres extra-génitaux. Deux étaient des *chancres du barbier*, dus à un rasoir infecté ; le troisième siégeait sur le bras et paraissait devoir être attribué à un *tatouage*.

Nous avons relevé quelques cas de chancres nettement indurés sur des *syphilitiques héréditaires*.

Les *malformations congénitales*, telles que le phimosis et l'épispadias paraissent avoir fréquemment favorisé l'infection par le tréponème.

Enfin nous avons relevé de nombreuses fois *l'association* du chancre induré avec le chancre simple (chancre mixte), la blennorragie, l'herpès, la gale, et les érosions et ulcérations de toute nature.

Les **accidents secondaires** observés : roséole, plaques muqueuses, syphilides papuleuses, céphalée, alopécie en clairière, ont presque tous rapidement cédé au traitement ordinaire, sauf trois cas de roséole rebelle avec céphalalgie intense.

Les **lésions tertiaires** intéressaient le plus fréquemment la peau, les voies bucco-pharyngiennes, le nez, les yeux, les oreilles, les muscles. Maintes fois nous avons vu des réminiscences d'accidents secondaires en pleine période tertiaire, ce qui montre combien est conventionnelle la délimitation en périodes secondaire et tertiaire.

Quant au **mode de traitement**, il a naturellement varié avec les différents cas et la nature des lésions.

Nous n'avons pas ici à prendre parti dans la discussion toujours ouverte entre partisans et adversaires du 606 dans le traitement de la syphilis. Il est évident que les *préparations du type arseno-benzol* (606, 914, galyl, 102, etc.), dont on connaît le merveilleux pouvoir cicatrisant, paraissent répondre mieux que toute autre au résultat cherché, à savoir le blanchiment rapide des lésions. Nous estimons, toutefois, qu'elles doivent être employées à doses faibles et très prudemment croissantes.

Mais, par ailleurs, il nous a semblé que les *sels solubles de mercure* bien maniés donnaient des résultats, à peu de chose près, aussi satisfaisants. Dans presque tous les cas, vingt injections de o gr. oi de biiodure de mercure se sont montrées suffisantes pour blanchir les malades. Les récidives ne paraissent pas avoir été plus fréquentes qu'avec les arsenicaux; un fait certain, c'est qu'elles sont moins graves et n'intéressent pas aussi électivement que celles-là le système nerveux.

Voici quelle est, en général, la méthode suivie dans le service :

1° Quand le chancre est récent ou que les accidents paraissent rebelles à l'action du mercure, on fait trois injections intraveineuses de 6o6, à huit jours d'intervalle, aux doses croissantes de o gr. 3o, o gr. 45 et o gr. 6o. On se montre très strict et très sévère sur les contre-indications et l'on ne persévère pas si la première injection révèle une intolérance au médicament. Dans ces conditions, les réactions sont généralement nulles ou très légères ; les plus fortes ont été observées le plus souvent chez des indigènes et des coloniaux qui, presque tous, sont hépatiques.

Avant d'être admis à recevoir le traitement arsenical, le malade doit remplir la formule suivante : « J'ai l'honneur de formuler la demande à Monsieur le Médecin-chef, d'être admis à suivre le traitement par le 6o6, en prenant toute la responsabilité pour moi. »

2° Dans tous les autres cas, on fait des injections intrafessières de biiodure de mercure à la dose de o gr. o1 à o gr. o2 tous les jours, ou mieux, ce qui est moins fatigant pour le malade, à la dose de o gr. o2 à o gr. o3 tous les deux jours.

Des analyses d'urine et des visites de la bouche fréquentes permettent de se rendre compte si le mercure est bien toléré. Tous les malades sont tenus à se laver la bouche plusieurs fois par jour avec une solution de chlorate de potasse à 20 p. 1000.

Avant d'en terminer avec la syphilis, il nous paraît intéressant de mettre en parallèle le mode de traitement employé et les résultats obtenus par M. le docteur Carle dans son service d'une armée voisine.

Voici les remarques qu'il formulait dans un rapport récent :

« Chaque malade est resté vingt-cinq à trente jours en moyenne. Il a reçu vingt à vingt-cinq injections musculaires de biiodure de mercure (2 centigrammes par jour) et deux ou trois injections intraveineuses de neoarseno-benzol (30, 45 et 60 centigrammes). Chez certains, le traitement mercuriel a du être espacé tous les deux jours, à cause de l'état des gencives. Malgré cet incident, d'ailleurs rare, je persiste à croire qu'un malade ainsi traité est plus vite blanchi et mieux armé pour l'avenir que celui auquel on s'est contenté d'injecter, pendant le même laps de temps, quatre intraveineuses de sel arsenical, même à des doses plus fortes.

« Il ne faut pas, à mon avis, laisser croire à ces malades qu'il n'y a pas de salut en dehors des injections intraveineuses, car, celles-ci n'étant pas encore d'application courante, ils auraient une tendance certaine, déjà trop fréquemment constatée, à croire à leur nécessité absolue et négliger tout autre traitement, ce qui serait une très grosse erreur, quelle que soit l'intégrité de leur état actuel. »

**Blennorragie**. — Les *blennorragies aiguës simples* sont les plus fréquentes,

Les principales *complications* observées sont :

La balanite;

La cystite;

L'orchi-épididymite;

L'ophthalmie gonococcique;

Les arthrites blennorragiques;

Les rétrécissements urétraux.

Le simple *traitement antigonoccique* a suffi dans l'immense majorité des cas à tarir l'écoulement des blennorragies aiguës. Ce traitement comprend un régime approprié et des soins locaux. Dès le début, on donne des capsules de santal et lorsque l'inflammation de l'urètre le permet, on commence les lavages au permanganate à dose croissante depuis 1/5000°. A la période de déclin, on donne des injections avec la solution suivante :

| | | |
|---|---|---|
| Sulfate de zinc. . . . . . . . | 4 grammes | |
| Acide citrique. . . . . . . . | 4 | — |
| Liqueur de Van Swieten . . | 60 | — |
| Eau distillée. . . . . . . . . . | 1 000 | — |

Les lavages sont donnés avec le bock et la canule de Janet, sous la surveillance d'infirmiers spécialement dressés. Nous sommes d'avis que les lavages ne doivent pas être faits par le malade lui-même, qui, s'il ne tient pas à guérir, ne les fera pas, et qui, de toute façon, les fera mal.

Dans les cas rebelles, ainsi que dans les blennorragies anciennes, on a recours aux instillations de nitrat d'argent. Vingt et un jours de traitement ont suffi, en général, pour arrêter l'écoulement.

Remarque d'une importance capitale : nous sommes d'avis qu'il ne faut pas être trop difficile sur le *diagnostic de guérison*, et que l'absence de gonocoques dûment constatée dans les derniers suintements doit suffire en principe. Dans cet ordre d'idées, nous nous associons pleinement à la manière de voir de M. le docteur Carle dont la compétence en la matière ne peut être mise en doute. Voici ce qu'il écrivait récemment à propos des reliquats fréquents de la blennorragie[1] :

« Le médecin doit se souvenir que nombre de ces affections n'ont aucune gravité et permettent, sans aucun danger pour l'individu, l'exercice de la vie aux armées, même avec ses fatigues. J'ai vu arriver dans les centres des soldats porteurs de gouttes matinales à peine perceptibles, de vagues congestions prostatiques, d'urines filamenteuses, souvent traités depuis des semaines et ornés de diagnostics impressionnants. Erreur que tout cela ! L'heure n'est pas à ces minuties. Que l'on poursuive les derniers leucocytes dans les derniers suintements, cela est possible en temps de paix, alors que le sujet vaque à ses occupations. Mais si l'on applique ce principe en temps de guerre, non seulement on décimera les régiments, mais encore on garnira les formations de névropathes et de faux-blennorragiens. Ce qui compte en ce moment, c'est le rende-

1. Docteur Carle. Traitement de l'urétrite blennorragique aux armées. *Paris Médical* du 6 mai 1916.

ment de l'individu par rapport à la défense nationale et c'est à ce seul point de vue que nous devons nous placer. »

Et plus loin : « Il est triste de voir chipoter quelques jours de permission à un pauvre diable à peine remis d'une blessure, alors qu'on garde pendant des semaines dans certaines formations, d'ex-blennorragiens qui persistent à se plaindre d'une irritation du canal ou d'une incontinence difficile à constater. » C'est l'expression même du bon sens.

Pour les complications de la chaude-pisse, le traitement employé dans le service est le suivant :

Bains locaux tièdes pour les balanites et les phimosis.

Capsules de térébenthine ou cachets de salol pour les cystites.

Repos au lit, avec planchette pour soutenir les bourses et onguent napolitain dans les orchites.

Ici aussi, vingt et un jours de traitement ont été généralement suffisants pour amener la guérison.

**Chancres mous.** — Plusieurs étaient accompagnés de bubons ; beaucoup se sont montrés phagédéniques. Le traitement a varié suivant l'apparence ou la localisation des chancres. L'emploi des antiseptiques seuls ou associés a généralement suffi à amener la cicatrisation. Le vieil *iodoforme*, banni de la clientèle civile, reprend ici tous ses droits et s'est montré d'ailleurs à la hauteur de sa réputation. D'autrefois, une cautérisation fut nécessaire.

Pour les *bubons*, on pratique l'incision, ou mieux la ponction suivie d'injection d'éther iodoformé, lorsque la maturité de l'infection ganglionnaire exige cette opération.

Tous les malades ont guéri sans récidive.

**Gale**. — La gale a beaucoup augmenté ces derniers temps dans l'armée, parallèlement aux maladies vénériennes, justifiant ainsi son étiologie le plus souvent vénérienne.

Le service des maladies vénériennes et cutanées ne reçoit que relativement peu de galeux; la plupart sont dirigés sur les dépôts d'éclopés.

La gale est souvent accompagnée de complications : eczéma ou *pyodermites* (ecthyma, furonculose, folliculite, impetigo), dues au grattage et à la propreté rudimentaire des soldats.

Le *traitement* est pratiqué de la façon suivante :

Un grand bain avec savonnage au savon noir;
Une frotte suivie d'application de la pommade d'Helmerich.

Deux jours après, si c'est nécessaire, nouveau bain et nouvelle frotte.

La moyenne du traitement est de six jours.

Ici aussi, nous estimons qu'il y a lieu de se montrer très strict et sceptique sur la nature des démangeaisons qui peuvent persister après le traitement. En principe, un homme qui a été frotté deux fois et dont le linge et les vêtements ont été convenablement désinfectés, doit être considéré comme guéri de sa gale. Les démangeaisons qui peuvent persister sont dues le plus souvent, pour ne pas dire toujours, à l'irritation produite par le soufre; il s'agit d'une *dermite artificielle post-frotte*.

Il existe un moyen de faire le diagnostic différentiel : s'il s'agit d'une récidive de gale, après une rémission très nette qui suit le traitement, on voit réapparaître progressivement les symptômes, environ de huit à quinze jours après la frotte; dans le cas d'un prurit non galeux, les lésions de dermite et le prurit persistent après la frotte et sans beaucoup augmenter.

**Eczéma**. — Le traitement de l'eczéma varie essentiellement suivant qu'il est aigu, subaigu ou chronique, suivant qu'il est localisé ou généralisé.

En règle générale, on donne :

Un bain d'amidon;

Des cataplasmes amidonnés froids ou des compresses d'eau bouillie;

De la pommade ou de la pâte à l'oxyde de zinc;

Des pommades plus actives : rhigenol, pommade à l'huile de cade, à l'oxyde de zinc et soufre;

A l'intérieur, la diète hydrique, le régime lacté, le régime déchloruré le plus possible;

Des purgations fréquentes.

Le traitement dure en moyenne un mois.

Comme le docteur Carle, nous avons noté que bien des malades arrivent avec le diagnostic d'eczéma, alors qu'il s'agit uniquement d'une *dermite de cause externe*.

Ce soi-disant eczéma qui, parfois, a résisté à un long traitement interne (régime lacté, arsenic, etc.), cède très rapidement dès que l'on supprime la cause d'irritation, parasitaire ou autre.

**Furonculose**. — Le traitement en est bien souvent décevant. On donne :

Des bains de son ;

Du glycérolé d'amidon *in situ* ;

De la levure de bière ou de l'arséniate de soude à l'intérieur ;

Un régime léger et des purgations fréquentes.

La moyenne du traitement est de trois semaines à un mois.

**Psoriasis**. — Les cas de psoriasis ont été relativement fréquents. Nous pensons qu'il faut y voir une confirmation de *l'origine émotive et traumatique* de cette affection, invoquée par M. le professeur Gaucher dans un article récent[1].

Ces derniers temps, les ordres étaient d'évacuer à l'intérieur tous les hommes atteints de psoriasis. Cette

1. M. GAUCHER et Mlle Renée KLEIN. Le psoriasis émotif et traumatique. *Paris médical* du 6 mai 1916.

mesure nous paraît par trop radicale et nous ne comprenons pas pourquoi on se prive ainsi d'hommes qui, dans la vie civile, vivent très bien avec leur maladie, n'en sont pas incommodés et, la plupart du temps, ne s'en soucient guère et ne se soignent même pas.

Nous ne comprenons cette mesure que pour certains cas de psoriasis généralisé rebelle ou s'accompagnant d'arthropathies.

Le traitement, tel qu'il est pratiqué dans le service consiste en :

Des bains de son ;

Des applications de glycérolé cadique et de pommade à l'acide chrysophanique ;

De l'arséniate de soude à l'intérieur ;

Un régime approprié et des purgations.

La moyenne du traitement est de un mois à un mois et demi.

# STATISTIQUE

## MOUVEMENT DES ENTRÉES ET SORTIES

Nous avons divisé cette étude statistique en deux périodes naturelles bien tranchées :

La première va du 15 février 1915 au 15 février 1916, époque à laquelle le service se trouvait à R...

La deuxième part du 15 février 1916, date à laquelle le service a été transporté en entier à C...

### I. — Fonctionnement du service des maladies cutanées et vénériennes, du 15 février 1915 au 15 février 1916

**Entrées.** — Le service des maladies vénériennes et cutanées de la ...ᵉ armée, pendant la première année de fonctionnement, a reçu 1 110 malades répartis comme suit :

| | |
|---|---:|
| Du 15 février 1915 au 15 mars 1915. . . . . . . | 72 |
| Du 15 mars 1915 au 15 avril 1915. . . . . . . . | 83 |
| Du 15 avril 1915 au 15 mai 1915 . . . . . . . . | 77 |
| Du 15 mai 1915 au 15 juin 1915 . . . . . . . . | 90 |
| Du 15 juin 1915 au 15 juillet 1915 . . . . . . | 115 |
| Du 15 juillet 1915 au 15 août 1915 . . . . . . | 96 |
| Du 15 août 1915 au 15 septembre 1915 . . . . | 79 |
| Du 15 septembre 1915 au 15 octobre 1915 . . . | 89 |
| *A reporter* . . . . . . . . . . | 701 |

*Report*. . . . . . . . . . . . 701

Du 15 octobre 1915 au 15 novembre 1915 . . .     83

Du 15 novembre 1915 au 15 décembre 1915 . .     98

Du 15 décembre 1915 au 15 janvier 1916 . . .    105

Du 15 janvier 1916 au 15 février 1916. . . . .    123

TOTAL. . . . . . . . . . . . . . 1 110

Ce qui donne une moyenne de 92,5 entrées par mois.

**Sorties.** — Dans cette même période d'un an, du 15 février 1915 au 15 février 1916, voici comment se sont effectuées les sorties :

| | Front ou éclopés. | Autres pavillons. | Intérieur. |
|---|---|---|---|
| Du 15 février au 15 mars 1915. . . . | 47 | 7 | 8 |
| Du 15 mars au 15 avril 1915 . . . . | 43 | 11 | 10 |
| Du 15 avril au 15 mai 1915. . . . . | 51 | 12 | 21 |
| Du 15 mai au 15 juin 1915 . . . . . | 63 | 15 | 30 |
| Du 15 juin au 15 juillet 1915. . . . | 71 | 21 | 31 |
| Du 15 juillet au 15 août 1915. . . . | 62 | 11 | 10 |
| Du 15 août au 15 septembre 1915 . . | 65 | 15 | 29 |
| Du 15 septembre au 15 octobre 1915. | 58 | 17 | 18 |
| Du 15 octobre au 15 novembre 1915. | 63 | 6 | 10 |
| Du 15 novembre au 15 déc. 1915 . . | 59 | 12 | 30 |
| Du 15 déc. 1915 au 15 janvier 1916. | 80 | 4 | 3 |
| Du 15 janvier 1916 au 15 févr. 1916. | 85 | 7 | 5 |
| TOTAUX. . . . . . . . | 747 | 138 | 205 |

Soit une moyenne mensuelle de 62,25 évacuations sur le front, de 11,5 sur les autres pavillons et de 17 sur l'intérieur.

**Maladies traitées**. — Pendant cette même période d'une année le nombre des malades en traitement pour les diverses maladies se répartit comme il suit :

| | |
|---|---:|
| Blennorragies simples. | 322 |
| Blennorragies compliquées. | 300 |
| Chancres mous. | 170 |
| Syphilis. | 188 |
| Autres affections. | 105 |

## II. — Fonctionnement du service des maladies cutanées et vénériennes du 15 février au 20 avril 1916

**Entrées**. — Lorsque le service eut été transporté à C..., dans un local plus vaste et mieux approprié, le nombre des entrées s'accrut très rapidement, comme en fait foi le tableau ci-après, où les entrées sont détaillées par maladies et par décades :

TABLEAU :

| MALADIES | NOMBRE DES ENTRANTS | | | | | | | |
| --- | --- | --- | --- | --- | --- | --- | --- | --- |
| | Du 16 au 20 févr. | Du 21 au 29 févr. | Du 1er au 10 mars. | Du 11 au 20 mars. | Du 21 au 31 mars. | Du 1er au 10 avril. | Du 11 au 20 avril. | TOTAUX. |
| *Syphilis.* Accidents primitifs. | » | 3 | 3 | 2 | 7 | 1 | 9 | 25 |
| Syphilis secondaire. . . . | 4 | 7 | 5 | 9 | 8 | 4 | 8 | 45 |
| Plaques muqueuses. . . . | 2 | » | 2 | » | 2 | 1 | 3 | 10 |
| Laryngite spécifique . . . | 3 | » | 1 | » | » | 1 | 1 | 6 |
| Syphilis tertiaire . . . . . | » | 3 | 1 | 1 | 1 | 2 | » | 8 |
| Ulcérations spécifiques. . | 2 | 5 | 4 | 1 | 4 | 4 | 2 | 22 |
| Chancres mous . . . . . . | 5 | 4 | 10 | 4 | 15 | 3 | 5 | 46 |
| Blennorragies simples. . . . | 21 | 28 | 15 | 9 | 21 | 21 | 9 | 124 |
| Cystites. . . . . . . . . . . | 2 | 2 | 1 | » | 3 | 2 | 1 | 11 |
| Orchites et orchi-épididy-mites. . . . . . . . . . . | 5 | 9 | 5 | 6 | 18 | 9 | 4 | 56 |
| Balanites. . . . . . . . . . | » | » | 3 | 1 | » | 1 | » | 5 |
| Hypospadias. . . . . . . . | 1 | » | » | » | » | » | » | 1 |
| Phimosis. . . . . . . . . . | 1 | » | 2 | 1 | » | 1 | » | 5 |
| Incontinence d'urine. . . . | 1 | » | » | » | » | » | » | 1 |
| Rétention d'urine. . . . . . | 1 | » | » | 1 | » | » | » | 2 |
| Gangrène du penis. . . . . . | » | » | » | 1 | » | » | » | 1 |
| Gale . . . . . . . . . . . . | 2 | 6 | 8 | 2 | 6 | 11 | 6 | 41 |
| Pyodermites. . . . . . . . | 2 | » | 2 | » | » | 3 | 2 | 9 |
| Ecthyma . . . . . . . . . . | » | 5 | 2 | 1 | 5 | 2 | 2 | 17 |
| Impetigo. . . . . . . . . . | 1 | 3 | 2 | 1 | 4 | 1 | 1 | 13 |
| Folliculites. . . . . . . . . | » | » | » | » | 1 | » | » | 1 |
| Furonculose. . . . . . . . . | 2 | » | 1 | » | 7 | 1 | 1 | 12 |
| Sycosis. . . . . . . . . . . | 1 | 5 | » | 5 | 6 | 1 | » | 18 |
| Eczéma. . . . . . . . . . . | 1 » | 11 | 8 | 15 | 22 | 14 | 11 | 91 |
| Psoriasis . . . . . . . . . . | 2 | 3 | » | 5 | 6 | 6 | 2 | 24 |
| Favus . . . . . . . . . . . | » | » | » | 1 | 3 | » | » | 4 |
| Lupus . . . . . . . . . . . | » | 1 | » | » | 1 | » | 1 | 3 |
| Zona . . . . . . . . . . . . | » | 1 | » | » | » | » | » | 1 |
| Pelade . . . . . . . . . , . . | » | 2 | 1 | 1 | 2 | 1 | 1 | 8 |
| Acné. . . . . . . . . . . . | » | » | » | » | » | 1 | » | 1 |
| Verrues . . . . . . . . . . | » | 1 | » | » | » | 1 | » | 2 |
| Dermatoses diverses. . . . . | 2 | 2 | 1 | » | 5 | 5 | 3 | 18 |
| Totaux. . . . . . . . | 70 | 101 | 77 | 66 | 149 | 95 | 72 | 630 |

La moyenne mensuelle des entrées se trouve être dans ces deux premiers mois de fonctionnement de 290 contre 92,5 durant l'année précédente. Cette brusque augmentation tient à plusieurs causes déjà exposées et que nous rappelons brièvement :

1° Centre unique;
2° Troupes noires;
3° Troupes au repos ;
4° Blennorragies simples.

**Sorties.** — Le tableau des sorties du 20 février 1916 au 20 avril 1916 est le suivant :

| Mode de sortie. | Du 21 au 29 fév. | Du 1 au 10 mars. | Du 11 au 20 mars. | Du 21 au 31 mars. | Du 1 au 10 avril. | Du 11 au 20 avril. | Totaux. |
|---|---|---|---|---|---|---|---|
| Front. . . . . . . | 43 | 57 | 62 | 39 | 76 | 94 | 371 |
| Autres pavillons. | 5 | 20 | 11 | 21 | 21 | 18 | 97 |
| Intérieur. . . . | | 4 | | | | | 4 |
| Beauvais . . . . | | 15 | 45 | 22 | | | 82 |
| Totaux. . . | 48 | 81 | 88 | 105 | 116 | 116 | 554 |

Soit une moyenne mensuelle de 185,5 évacuations sur le front, de 48,5 sur les autres pavillons, de 41 sur Beauvais et seulement de 2 sur l'intérieur.

**État actuel du service-** — A la date du 20 avril 1916, le service des maladies cutanées et vénériennes comprenait 262 malades, se divisant en :

Affections cutanées. . . . . . . . . . 98
Affections vénériennes. . . . . . . . 164

TOTAL. . . . . . 262

Les affections vénériennes comportaient :

Syphilis et complications. . . . . . . 53
Blennorragie et complications. . . . . 74
Chancres mous . . . . . . . . . . . 21
Autres affections. . . . . . . . . . . 16

TOTAL. . . . . . 164

# APERÇU DE PROPHYLAXIE ANTIVÉNÉRIENNE AUX ARMÉES

Avant de clore ce travail, il nous a paru intéressant de le compléter par quelques notes très brèves sur la prophylaxie des maladies vénériennes aux armées, telle qu'elle est pratiquée actuellement, et sur les quelques perfectionnements que l'on pourrait utilement y apporter.

Si l'on recherche systématiquement l'origine de la contamination pour chaque malade (recherche qui n'est pas sans difficultés et demande une certaine habitude), on est frappé de la proportion beaucoup plus considérable d'affections contractées à l'intérieur que dans la zone des armées.

Sur 168 cas relevés dans son service par M. le docteur Salamo, nous trouvons qu'il y a 109 contaminations à l'intérieur contre 59 dans la zone des armées, ce qui donne une proportion de près de 65 p. 100.

M. le docteur Carle, qui s'est livré à la même enquête, est arrivé sensiblement au même pourcentage. Sur 291 cas, il relève 178 contaminations à l'intérieur contre 113 dans la zone des armées, soit une proportion d'un peu plus de 61 p. 100.

C'est donc surtout à l'intérieur, soit après un séjour à l'hôpital, soit plus souvent pendant une permission, que le soldat contracte son affection.

Si en outre, on recherche, comme l'a fait M. le docteur Carle, à quelle catégorie, professionnelle ou non professionnelle, appartient la femme contaminatrice, on s'aperçoit bien vite que les contaminations à l'intérieur sont dues, pour la plus grande part, à des professionnelles (isolées ou filles de maisons), tandis qu'au contraire, dans la zone des armées, il faut le plus souvent incriminer les non-professionnelles (femmes mariées, commerçantes, propriétaires, etc.).

Ces constatations intéressantes nous permettent de voir dans quel sens devront être dirigées les mesures de prophylaxie suivant qu'elles s'adressent à la zone des armées ou à l'intérieur.

**Dans la zone des armées.** — Un grand pas en avant a été fait par la création des services de vénériens, tels que nous venons d'en étudier un, dans lesquels les soldats atteints d'accidents contagieux sont traités énergiquement et guéris ou sinon blanchis rapidement.

D'autre part, une circulaire de M. le médecin inspecteur général aux armées, en date du 15 janvier 1916, a mis en vigueur dans les corps de troupes les pratiques suivantes qui commencent déjà à porter leurs fruits :

1° Visites de santé bi-mensuelles ;

2° Conférences mensuelles sur les maladies vénériennes et leur prophylaxie ;

3° Visite des permissionnaires au départ et à l'arrivée ;

4° Suspension des permissions pour les hommes atteints d'accidents contagieux;

5° Déclaration obligatoire des circonstances de la contamination avec indication de la femme ; envoi confidentiel de ces renseignements à l'autorité militaire.

Ces mesures sont utilement complétées par la surveillance et la réglementaiion de la prostitution tant reconnue que clandestine. Mais nous avons vu que dans la zone des armées, c'est surtout l'élément non professionnel qu'il faut atteindre. C'est à l'autorité militaire, mieux armée que les pouvoirs civils en la matière qu'il importe de prendre les mesures nécessaires, avec toute l'énergie voulue et sans se laisser arrêter par des considérations d'intérêts particuliers, qui, à l'heure actuelle, devant l'imminence et la gravité du danger, doivent passer bien après l'intérêt général.

**A l'intérieur**. — C'est toute la question de la prophylaxie des maladies vénériennes, telle qu'elle se pose dès le temps de paix, mais rendue plus pressante encore du fait de l'augmentation rapide de ces affections et aussi du fait que la majeure partie des contaminations proviennent de l'intérieur.

Nous ne nous y attarderons pas, la question est trop complexe. Nous souhaiterons seulement avec M. le docteur Carle « qu'une impulsion venue d'en haut sache aiguiller l'activité des pouvoirs civils, préfets ou maires,

et que les commissions nommées fassent trêve aux
éternelles discussions entre répressionnistes et aboli-
tionnistes, pour s'inspirer des nécessités plus urgentes
du moment ».

# CONCLUSIONS

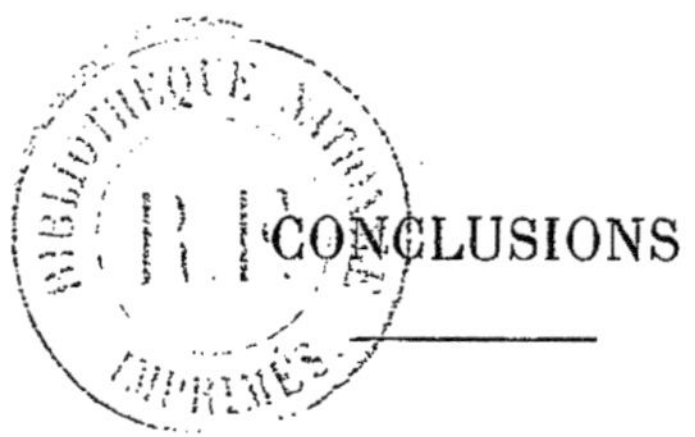

Pour remédier et parer dans la mesure du possible à l'accroissement rapide des maladies vénériennes aux armées, il a été créé à l'arrière du front dans chaque armée, un ou plusieurs services de vénériens.

Il doit être placé à leur tête un spécialiste averti, tant pour la compétence des soins à donner aux malades que pour le dépistage des simulateurs.

Une surveillance rigoureuse et une discipline des plus strictes doivent régner dans ces formations, si on ne veut pas y voir s'éterniser les malades.

Le principe directeur doit être de donner aux vénériens le maximum de soins nécessaire pendant le minimum d'indisponibilité.

C'est seulement en agissant ainsi que l'on peut concilier l'intérêt du malade et les intérêts supérieurs du Pays.

# TABLE DES MATIÈRES




Imprimerie de J. DUMOULIN, à Paris,